AF373784

MÉMOIRE

SUR

CONSERVATION

DES

MATIERES ANIMALES,

Par J.-N. Gannal;

SUIVI

DES RAPPORTS FAITS A

L'INSTITUT

ET A

L'ACADÉMIE DE MÉDECINE,

PAR

MM. DUMAS, BRESCHET et DIZÉ.

PARIS.

FERRA, LIBRAIRE,

rue des Grands-Augustins, 23.

1836.

MÉMOIRE

SUR

LA CONSERVATION

DES

MATIERES ANIMALES.

Sous l'action de la vie, les molécules d'oxigène, d'hydrogène, d'azote et de carbone, s'unissent pour composer la matière animale. Cette dernière varie dans les espèces différentes, et dans les divers organes du même animal : variété qui peut dépendre d'une inégalité dans les proportions relatives de ses principes constituans, et qui peut avoir sa cause dans une disposition mécanique.

D'autres élémens, simples ou composés, jouent un grand rôle dans la composition de cette matière : telle est l'eau ou ses principes, dont les proportions varient à l'infini, c'est-à-dire, autant que les diverses parties d'un même animal ; tels sont aussi la chaux, le phosphore, le soufre, qui s'y trouvent dans des états de combinaison intime, déterminable, seulement, dans l'état de mort.

Aussitôt que la vie cesse, la désorganisation commence, les élémens constituans se dissocient et se combinent en d'autres proportions, pour donner naissance à des composés particuliers.

L'élévation de la température atmosphérique, dans certaines limites déterminées d'hygrométrie, et l'action de l'oxigène, sont des circonstances qui amènent nécessairemeut sa décomposition. En effet, ces influences favorisent la fermentation putride, et le développement d'insectes qui, en peu de temps, dévorent des masses considérables de chair.

1

Quelques parties de matière animale sont susceptibles de se dessécher, mais seulement lorsqu'elles sont exposées à l'action d'un courant d'air sec; d'autres parties éprouvent toujours la fermentation putride; ce sont celles qui contiennent beaucoup d'eau de composition : le foie, la rate, les poumons, la matière cérébrale, etc., sont dans ce cas.

L'action digestive détermine une décomposition particulière dans les matières animales, qui, toutes, peuvent être employées pour la nourriture des carnivores, et constituent l'une des bases alimentaires de l'homme. Quelques unes, cependant, sont rebutées par lui, non parce qu'elles manquent de propriétés nutritives, mais parce qu'elles ont une odeur et un goût qui lui sont désagréables, ou bien encore par suite des préjugés admis.

L'homme peut se nourrir de chair crue; mais la civilisation, qui modifie beaucoup les habitudes, a introduit l'usage de différens modes de préparation qui en changent l'aspect et le goût. La viande rôtie, qui a subi l'action directe du feu, est la plus propre à la digestion; quelques viandes sont mangeables après la simple coction dans l'eau; mais aucune partie de la chair animale ne pourrait être mangée après la simple et complète dessication.

Quelques peuplades ne font point usage de viande; mais elles consomment d'autres matières animales, telles que le lait, le beurre, le fromage, les œufs, etc.; d'autres associent les viandes aux substances végétales; enfin, il en est qui vivent exclusivement de chair.

Les populations qui font un usage habituel de viande sont remarquables par leur force physique, leur courage, et surtout par l'activité de leur imagination. Une alimentation exclusivement animale rend l'homme féroce, inquiet *et nomade*; mais cette partie de mes observations et de mes expériences doit être renvoyée au travail que je fais *sur l'aliment et les bases alimentaires.*

Il est évident que la chair est favorable à la nourriture des hommes; mais des circonstances diverses concourant à la désorganisation de cet aliment après la mort des animaux, le premier soin de l'homme a dû le porter à la recherche d'un moyen facile d'empêcher ou de retarder cette désorganisation. Le sel est la substance employée de temps immémorial pour la conservation des viandes ; il ne les préserve cependant qu'imparfaitement, et pour un temps très court. Pour que la conservation ait lieu, il faut que le sel enlève une partie de l'eau de composition, et que la chair reste plongée dans le liquide salé qui en résulte ; que, sortie du liquide, elle soit couverte d'une couche de sel non fondu, ou enfin que la viande salée soit exposée à l'action d'un courant d'air chaud chargé de fumée de bois.

Toutes les branches des sciences, de l'industrie et de l'économie publique ont fait de si grands progrès, qu'on doit s'étonner de voir cette branche d'économie sociale rester stationnaire, et soumise à une routine aussi aveugle que surannée.

Sans qu'il soit nécessaire de déterminer la nature et la composition des matières animales, il est possible d'apprécier l'action des divers agens chimiques sur ces substances, de fixer les préceptes d'une application à laquelle peut conduire la connaissance de cette action.

Il est utile de conserver les matières animales dans deux buts différens : le premier est *l'alimentation ;* le second, *l'étude de l'anatomie.* Nous étudierons séparément la conservation des viandes alimentaires, celle des cadavres, pour les recherches anatomiques et de médecine légale ; la conservation des pièces d'anatomie pathologique ; enfin, la conservation des objets d'histoire naturelle.

Les dépenses nécessaires pour déterminer, par l'expérience, les moyens de conserver les viandes destinées à l'alimentation, la difficulté de ces recherches, le concours des circonstances indispensables, l'empire des préjugés et des habitudes, mais surtout, l'intérêt particulier des traitans, me contraignirent à suspendre mes recherches dans cette direction, et à attendre qu'un temps meilleur me permît enfin d'affranchir la France du tribut que nous payons annuellement à l'étranger pour cet objet.

Mes expériences sur la gélatine m'avaient conduit à la connaissance de quelques unes des parties constituant les divers animaux. J'avais étudié l'action des agens chimiques que l'on emploie habituellement dans les arts ; le travail du mégissier, du parcheminier, la fabrication de la colle-forte que j'ai pratiquée en grand, depuis 1819 jusqu'en 1828, m'ont également fourni des données précieuses.

La fermentation putride est l'ennemi le plus redoutable de cette industrie ; tous les soins du fabricant doivent être employés pour l'éviter, l'arrêter ou la combattre. Elle est à craindre depuis le moment où les matières animales sont isolées, jusqu'à ce que la colle soit parfaitement séchée. Quand elle se manifeste, elle occasione toujours de grandes pertes ; aussi, dès 1822, avais-je trouvé le moyen de la combattre.

Pour ce travail, les débris animaux sont généralement préparés à la chaux, c'est-à-dire, qu'on délaie une certaine portion de cet alcali dans de l'eau ; *on fait un lait de chaux*, et on y plonge les débris : cette préparation empêche ou arrête la fermentation putride, et dispose ces matières à la dessication ; mais il y a des parties de matières animales que l'on ne peut soumettre à ce travail. Les pieds de bœuf, contenant de l'huile qui représente une partie de leur valeur, sont dans ce cas ; il fallait donc un procédé particulier pour les conserver pendant l'été, c'est-à-dire lorsque l'élévation de la température atmosphérique ne permet pas de les soumettre à la cuisson, parce qu'alors la décoction ne se prend pas en gelée : aussi, est-ce pendant l'été que j'ai expérimenté sur les différentes substances auxquelles je supposais des propriétés conservatrices.

En 1825, j'ai exposé la théorie de mon travail à MM. Gay-Lussac et Chevreul, qui ont visité mon établissement de la rue Saint-Hippolyte. Peu de temps après, MM. Pariset et Gautier de Claubry, ayant à constater les mêmes faits en visitant, comme membres du conseil de salubrité, la fabrique

que je formais alors au Grand-Chantilly, je leur ai présenté des pieds de bœuf plongés dans une dissolution de sel et d'alun. Je n'avais, dans ce cas, d'autre mérite que d'appliquer à la fabrication de la colle-forte un procédé en usage dans vingt parties différentes de l'art de préparer les peaux.

En 1826, mon attention ayant été fixée par MM. Bégin et Serrulas sur la conservation des pièces d'anatomie pathologique, des essais ont été faits au Val-de-Grâce.

En 1828, M. Sanson Alphonse, se disposant à préparer un cabinet d'anatomie pour des Anglais qui l'en avaient prié, me proposa de m'occuper de la question relative à la conservation, ce qui m'obligea à faire quelques recherches ; mais ce ne fut qu'en 1831, et sur la sollicitation de M. Strauss, anatomiste d'un mérite bien connu, que j'ai entrepris des travaux sérieux et soutenus sur la conservation des cadavres. Dès ce moment, j'employai toute mon attention et mes soins à résoudre cette question.

La recherche sur la conservation des cadavres nécessitait la réunion de différentes circonstances, sans lesquelles il m'eût été impossible d'arriver à la solution de cette question. On conçoit, en effet, la grande différence qui doit exister entre l'action d'un liquide donné sur quelques grammes de matière animale, et son action sur des cadavres entiers; aussi je dois déclarer que, sans l'extrême obligeance de M. Orfila, qui mit à ma disposition, à l'Ecole pratique de la faculté de Médecine, tous les objets dont je pouvais avoir besoin, il est probable qu'il m'eût été impossible d'arriver à des résultats positifs. J'ai rencontré des difficultés, de la résistance, et même quelque chose de plus, de la part de quelques notabilités scientifiques, et aussi de la part de quelques ambitieux subalternes; j'ai tout surmonté.

Ce travail sur la conservation des cadavres ne doit être considéré que comme la suite de celui dans lequel je traiterai de la conservation des viandes alimentaires. Ce ne sont que les circonstances dont je viens de parler qui m'ont mis à même de terminer plutôt celui-ci.

On sait que l'étude de la médecine doit être précédée de l'étude de l'anatomie, qui donne la connaissance de l'organisation du corps humain; mais cette étude est difficile et présente de nombreux dangers. L'étude des organes exige du temps; leur dissection est longue, surtout quand elle est faite pour des démonstrations. Dans ce cas, il arrive presque toujours que la putréfaction s'empare du sujet avant que la préparation soit terminée; car à une température au-dessus de quinze degrés, il n'est pas possible de conserver un sujet plus de six jours; au dessous de cette température, c'est-à-dire de 0 à 10 degrés, le temps le plus long pendant lequel on puisse disséquer est de douze à quinze jours. Mais le cadavre exhale toujours des miasmes méphitiques avant que la totalité des organes soit putrifiée, et cette émanation de gaz est certainement la cause qui détermine le plus fréquemment les fièvres typhoïdes si funestes pour une partie de notre jeunesse studieuse (1).

Avant d'exposer mes travaux sur la conservation des cadavres, j'ai dû examiner les travaux antérieurs aux miens; je vais en donner une courte analyse.

Les anciens ont possédé des procédés de conservation dont ils ne nous ont laissé aucune description exacte; ils n'ont pas même indiqué la nature des substances qu'ils employaient. Quelques auteurs prétendent que RUISCH, célèbre anatomiste, né à La Haye en 1638, avait trouvé un moyen de conserver les corps morts *avec toute l'apparence de la vie, sans dessèchement, sans rides, avec un teint fleuri et des membres souples*, etc. Nous sommes fondés à révoquer en doute ces assertions : 1° parce que dans ces temps de préjugés, les travaux anatomiques éprouvaient de grands obstacles; 2° parce que, lors même qu'ils auraient possédé une

---

(1) Sur dix étudians en médecine, logés ensemble et fréquentant le même amphithéâtre, neuf ont été atteints de cette grave maladie : dans le courant de l'année dernière, trois ont succombé. Les docteurs Chomel et Descuret donnent, en ce moment, leurs soins au dixième, dont l'état est encore assez alarmant.

substance capable d'empêcher ou de retarder la putréfaction, cette substance eut probablement agi par dissécation,
ou ne l'eût pas empêchée; 3° parce qu'il est certain qu'une
semblable découverte, un procédé de cette importance eût
été publié ou au moins appliqué aux objets d'histoire naturelle ; 4° enfin parcequ'il est probable que l'analyse chimique pourrait donner aujourd'hui encore une connaissance
exacte des substances employées dès lors ; ce qui équivau-
drait au procédé lui-même. Il suffirait pour cela d'avoir un
débris quelconque d'une des pièces préparées par ce célèbre
anatomiste.

Or, aucune collection de pièces anatomiques préparées par
ses procédés n'existe ; aucune explication des procédés employés ne nous est parvenue; nous sommes donc en droit de
dire que les nombreuses tentatives faites jusqu'à ce jour
sont restées sans résultat pour la science.

Je ne crois pas qu'on puisse ranger l'art que possédaient
les Égyptiens pour faire les momies parmi nos moyens de
conserver les cadavres, car ces préparations n'ont aucun rapport avec les procédés que nous cherchons.

De tout ce qui existe sur cette matière, je ne pouvais donc
trouver d'indication que dans les procédés employés pour
les arts. Dans nos travaux de chimie appliquée, j'ai souvent
été à même de constater, en pratique, que la chair muscu-
laire, parfaitement isolée, se dessèche facilement. Lorsqu'elle est mêlée à de la géline, elle éprouve au contraire
facilement la fermentation putride. La géline (1) est la ma-

(1) On a désigné jusqu'ici, et considéré comme chimiquement iden-
tiques, certaines parties de matière animale, le produit qui résulte
de leur décomposition par l'action de la chaleur et de l'eau, et cette
même substance secondaire desséchée. Ces trois composés étaient dé-
signés par la dénomination de gélatine. Comme j'ai prouvé qu'il n'y
avait pas de caractères d'identité, j'ai nommé géline la matière animale ; j'ai conservé le nom de gelée au produit de la décomposition
de la géline, et j'ai laissé le nom de gélatine à la colle forte, quelle
qu'en soit la pureté.

tière animale qui, toutes circonstances égales d'ailleurs, se putréfie la première ; et qui, formant les organes d'un animal, éprouve une altération d'autant plus prompte que la quantité d'eau de composition est plus considérable. Toutes les fois qu'on parviendra donc à préserver cette partie animale, on disposera les autres parties à la dessication. C'est à cette conclusion que j'ai été conduit par mes recherches.

Pour trouver un moyen de conserver les cadavres et en général les matières animales, il était essentiel d'examiner l'action des substances chimiques auxquelles on peut supposer des propriétés qui produisent sur les parties constituantes de ces matières une action immédiate ; il fallait aussi qu'on pût toujours se les procurer facilement, et qu'elles fussent d'un prix modique. Je me suis assuré que les acides ne conservent pas les matières animales; ils les désorganisent plus ou moins promptement et en raison directe de leur concentration. Plusieurs acides faibles, entre autres l'acide hydro-chlorique à 5 degrés, peuvent être employés pour enlever les sels calcaires aux os. L'acide nitrique, également à 5 degrés, peut être mis en usage dans quelques cas particuliers; par exemple, quand on veut étudier le système nerveux; mais alors les os sont ramolis, la géline est en partie désorganisée, les muscles sont décolorés, flasques, ainsi que les viscères ; les nerfs seuls restent d'un bleu nacré très prononcé.

L'acide arsénieux a une action très marquée sur les mâtières animales : je la ferai connaître incessamment dans mon second mémoire sur la gélatine. Il conserve bien les cadavres, mais semble favoriser la dessication. Dans les détails des expériences faites sous la surveillance des commissaires des deux académies, je citerai les effets qu'a produits l'emploi de cette substance.

L'acide acétique conserve les viandes, mais en les desséchant. Cet acide affaiblit le vinaigre, retarde la putréfaction, ramollit les os, ainsi que les muscles qui sont décolorés par son action.

Les lessives concentrées dissolvent toutes les matières animales; les solutions alcalines faibles désorganisent plus ou moins promptement ces mêmes substances. Une très petite quantité d'alcali suffit à chaud pour décomposer une grande masse de *colle-matière*. Cet effet se produit souvent par ignorance dans les fabriques de colle-forte.

Les sels ne conservent les viandes que lorsqu'ils sont employés à sec, ou en dissolution très concentrée; il faut que leur affinité soit assez grande pour qu'ils puissent s'emparer de l'eau de combinaison des matières animales. On peut donc affirmer que les sels ne conservent les viandes que parce qu'ils les déssèchent; aussi les sels plus solubles à chaud qu'à froid, peuvent, quand ils sont injectés à chaud, en dissolution saturée, être considérés comme un bon moyen de conservation, mais qui ne pourait être employé pour les travaux anatomique, à cause des cristaux qui se déposent dans les organes lors du refroidissement du liquide injecté.

Les sels à base d'oxides métalliques ont en général peu d'affinité pour la géline, et ne conservent pas bien; ceux qui sont vénéneux, peuvent seuls être exceptés. Les sels de cuivre et surtout ceux de mercure empêchent la putréfaction; mais plusieurs causes s'opposent à leur emploi : 1° leur action n'est pas assez énergique pour leur accorder la préférence; 2° il y a toujours du danger à les employer en grand; 3° ils altèrent fortement les instrumens de dissection; 4° enfin ils coûtent fort cher.

Les sels alumineux sont les seuls que j'ai trouvés possédant la propriété de conserver les matières animales; leurs bases se combinent avec la géline pour former un composé particulier; l'acide est rendu libre.

Le régne végétal ne fournit que peu de produits capables d'empêcher ou de retarder la putréfaction; l'alcool est à peuprès la seule substance qui posséde cette propriété. Il conserve de la même manière que les sels, en s'emparant d'une partie de l'eau de composition; il blanchit, décolore et racornit les organes. L'alcool est la seule substance employée jusqu'à présent pour la conservation, mais son action sur les tissus, son extrême volatilité, la difficulté de son transport et son prix élevé font désirer un autre procédé.

Le tannin ne peut être employé, parce que l'eau n'en contient pas assez en dissolution pour qu'une injection puisse suffire à la conservation ; l'immersion d'un cadavre, même dans une grande masse de tannée ne se conserve pas mieux; la peau se tanne, mais les chairs se décomposent.

L'acide gallique agit de la même manière, mais plus faiblement encore que le tannin.

Une substance huileuse, volatile, et très odorante, nouvellement découverte, et à laquelle on a donné le nom de CRÉOSOTE, a été présentée comme une panacée universelle, qui, entre autres propriétés, devait avoir celle de bien conserver les cadavres. Pour m'assurer de la vérité de cette assertion, j'ai, le 18 octobre 1835, injecté un sujet avec cents grammes de créosote dissous dans sept litres d'eau. Le 23, l'abdomen étoit fortement balonné et d'un vert bleu très prononcé ; le 26, la face gauche, le bras droit et toute la jambe gauche étaient verts ; le 30 octobre, la décomposition était si prononcée qu'elle nécessita l'inhumation. On objecta qu'il eût fallu, de plus, plonger le sujet dans un bain d'eau saturée de cette substance, mais son prix élevé m'empêcha de répéter cette expérience. D'ailleurs, je pense que l'odeur de la créosote serait toujours un grand obstacle à son emploi.

L'alun, sulfate acide d'alumine et de potasse, m'a donné les premiers bons résultats ; mais, peu soluble à froid, il ne suffit pas quand la température atmosphérique s'élève au-dessus de 15 degrés 0/0. Un mélange d'alun, de chlorure de sodium (sel commun) et de nitrate de potasse (sel de nitre) m'a mieux réussi. J'avais essayé l'action du sulfate de soude, du chlorure de calcium (muriate de chaux), de l'hydrochlorate d'ammoniaque, etc... Elle était à peu près nulle.

Le phosphate acide de chaux est la première substance que j'ai employée en injection. Des reins, injectés avec une solution très concentrée de ce sel, puis plongés dans un lait

de chaux , se durcirent un peu à la surface , et se putréfiè-
rent en peu de jours.

Le mélange de deux parties d'alun, de deux parties de sel
et d'une partie de nitre en dissolution dans une quantité
d'eau suffisante pour que le liquide marque 10 degrés ,
injecté, conserve bien les cadavres qui sont baignés dans
le même liquide, mais seulemeut quand la température est
au dessous de 10 degrés $_010$. — Pour une température plus
élevée, il faut chauffer le liquide , et ajouter du mélange
des sels jusqu'à ce que l'aréomètre marque 25 ou 30 degrés.

De toutes les substances salines qui m'ont donné des résultats satisfaisans, les sels alumineux deliquescents doivent
avoir la préférence. L'acétate d'alumine et le chlorure d'a-
luminium m'ont parfaitement réussi. Enfin le mélange, à parties égales, de chlorure d'aluminium à 20 degrés et d'acétate
d'alumine à 10 degrés peut être considéré, employé en injection, comme le meilleur moyen que nous possédons aujour-
d'hui pour la conservation des cadavres.

Maintenant que j'ai expliqué l'action des agens chimiques
sur les matières animales, je vais entrer dans les détails
des expériences.

J'ai présenté mon travail à l'Institut le 4 mars 1833. L'A-
cadémie des sciences nomma pour l'examiner une commission composée de MM. Savart, Flourens, Chevreul et Serre,
rapporteur. Peu de jours après, M. Serre mit à ma disposition, à la Pitié et dans son cabinet particulier, un cadavre
que j'ai baigné dans une cuve contenant une solution à 10 degrés de deux parties d'alun, de deux parties de sel commun
et d'une partie de nitre. Ce sujet , examiné à plusieurs re-
prises, parut bien conservé. Au bout de six semaines environ,
on en fit l'ouverture; les chairs et les viscères étaient dans
un bon état de conservation ; mais des circonstances par-
ticulières s'opposèrent à la continuation de cet examen.

Le 12 novembre 1834, l'Administration des hospices m'ac-
corda deux cadavres que M. Orfila m'autorisa à placer dans
un des grands pavillons de l'Ecole pratique de la Faculté de

Médecine. Ces deux sujets furent baignés dans le liquide à 10 degrés. Le 2 décembre, la commission de l'Académie des sciences vint examiner ces deux sujets qui furent livrés à la dissection. Ce même jour, un autre sujet me fut donné. Celui-ci fut injecté avec huit litres de la solution saline à 10 degrés. A la fin de décembre, ces trois cadavres étaient dans un bon état de conservation; on remarqua néanmoins que le derme ainsi que les chairs avaient pris un peu de consistance et une teinte blafarde; les organes profonds qui n'avaient pas été en contact immédiat avec le liquide étaient presque comme nature. Depuis cette époque jusqu'à la fin d'avril, la Commission s'assembla plusieurs fois et constata ces résultats.

Une commission formée dans le sein de l'Acacadémie de médecine, dans les premiers jours de mars, examina ces mêmes sujets, et demanda de nouvelles expériences. Un premier sujet fut injecté avec la graisse colorée et baigné ensuite. On injecta aussi avec de la graisse colorée le cadavre injecté le 2 décembre. Ici on put remarquer qu'il fallut plus du double de matière grasse que pour un sujet frais, et que les filets artériels les plus déliés avaient été pénétrés par l'injection.

Ces expériences, qui ont duré jusqu'à la moitié du mois de mai, m'ont prouvé qu'une injection de 10 à 12 degrés de densité, et l'immersion de ces cadavres dans un bain du même liquide, peuvent suffire pour les conservations destinées aux travaux anatomiques ordinaires, et permettent une dissection de plusieurs mois.

A la fin de juillet 1835, M. Orfila a mis à ma disposition, dans un des grands pavillons de l'Ecole-Pratique, tous les instrumens et ustensiles dont je pouvais avoir besoin; le 7 août, j'ai injecté un sujet avec le liquide à 12 degrés; puis je l'ai baigné dans un liquide au même degré. Le cadavre, au bout de deux jours, commença à se gonfler. Huit jours après, il laissa dégager une si grande quantité de gaz, que je fus obligé de le retirer de la cuve, au fond de laquelle il n'était plus possible de le maintenir. Placé sur une table, la décomposition sembla arrêtée; il ne se dégagea plus de gaz, mais il s'échappa une très grande quantité de liquide rougi par le sang. Le sujet, qui avait pris une couleur brune prononcée, se dessécha complètement. Pendant tout ce temps, on n'a pas remarqué d'odeur putride; c'était celle du jambon fumé.

Un deuxième sujet fut injecté avec le même liquide, et abandonné sur une table ; il se décomposa au bout de cinq jours. Mais on doit remarquer que la température atmosphérique variait alors entre 20 et 30 degrés $\frac{0}{10}$.

Le 8 août, un sujet fut injecté avec le liquide à 30 degrés de densité, ce qui nécessita l'élévation de la température jusqu'à 50 degrés $\frac{0}{70}$. Ce cadavre s'est bien conservé, et fut disséqué jusqu'à la fin de décembre.

Ces diverses expériences me convainquirent que la solution saline, employée avec succès pendant l'hiver, était insuffisante pour les travaux qui seraient tentés durant l'été, c'est-à-dire à une température au-dessus de 15 degrés.

La réussite que j'obtenais par l'injection du même liquide plus concentré m'indiqua la marche à suivre.

J'ai dit que l'alun était décomposé, que la matière animale, la géline, se combinait avec l'alumine, et que l'acide sulfurique, rendu libre, produisait l'altération des tissus. Je devais donc chercher un sel alumineux contenant plus de base et un acide moins puissant.

Le 16 août, j'ai injecté un sujet avec huit litres d'acétate d'alumine à 20 degrés. Ce cadavre, placé sur une table sans aucune autre préparation, se conserva parfaitement bien pendant un mois ; au bout de ce temps, on put remarquer que les narines, les paupières et l'extrémité des oreilles commençaient à se dessécher, ainsi que les mains et les pieds. Pour remédier à cet inconvénient, j'ai recouvert la moitié du sujet d'une couche de vernis; au bout de deux mois, il fut facile de remarquer que la partie soumise à l'action de l'air avait considérablement diminué de volume, et se disséquait moins bien. Enfin, à la fin de janvier 1836, les

parties vernissées qui n'ont pas été disséquées étaient encore bien conservées, tandis que le reste était complètement desséché, momifié.

M. le docteur Piory avait indiqué à l'Académie de médecine un moyen de conserver les cadavres : il s'agissait, selon
lui, de les envelopper de lames d'étain, de toile, puis de
vernis. Ce procédé m'a parfaitement réussi sur un sujet injecté avec l'acétate d'alumine.

Un autre sujet fut injecté avec le chlorure d'aluminium ;
cette injection ne réussit pas bien. Et sur trois cadavres j'ai
rencontré les mêmes obstacles, c'est-à-dire que, le liquide
contenu dans la seringue ayant été introduit, après l'es-
pace écoulé pour la remplir de nouveau, le système circu-
latoire était tellement oblitéré que la force même de deux
hommes ne suffisait plus pour en introduire une nouvelle
quantité. A vingt degrés, le chlorure d'aluminium a une
si grande affinité pour l'eau, qu'il s'empare de celle qui
constitue les organes. Toutefois les parties du cadavre
qui ont été pénétrées par le liquide, ont été bien conservées, les muscles surtout avaient gardé leur couleur.

J'ai injecté un autre sujet avec le chlorure à huit degrés;
mais au bout d'un mois il était décomposé. Enfin, j'ai introduit un litre de chlorure à 10 degrés et six litres à 20 degrés,
ce sujet s'est conservé, mais les parties non disséquées
étaient sèches au bout de 5 mois.

Un mélange de trois litres d'acétate d'alumine à 10 degrés
et de trois litres de chlorure d'aluminium à 20 degrés, injecté par l'aorte ou mieux par l'artère carotide, m'a donné les
résultats les plus satisfaisans.

J'ai déjà dit que toutes ces expériences se sont faites sous
la surveillance de la commission de l'Académie des sciences, de celle de l'Académie de médecine et de la commission
Monthion, composée de MM. Dulong, Magendie, Darcet et
Dumas, rapporteur. Le compte que ces commissaires en ont
rendu aux deux académies me dispense de présenter ici le
résumé de mes expériences.

Ces Messieurs m'ont prié de répéter l'expérience du docteur TRANCHINA de Naples, qui consiste à injecter une solution de deux livres d'arsenic dans vingt livres d'eau de fontaine, ou mieux d'esprit de vin (1).

Pendant huit jours, le cadavre est resté parfaitement bien, mais après ce temps il s'est graduellement desséché, quoique placé dans un local fort humide et à côté du robinet d'une fontaine qni servait toujours.

Injecté le 9 septembre, il fut examiné le 25 du même mois ; mais, ce même jour, l'ayant proposé à plusieurs élèves pour la dissection, aucun d'eux ne voulut accepter ma proposition.

Le 16 octobre, il fut trouvé impropre à aucune recherche anatomique ; le 30, il était complètement desséché.

Je crois que l'emploi de ce moyen présenterait des dangers réels pour les anatomistes ; en voici la preuve : M. le docteur Poirson a déclaré à l'Académie de médecine avoir été fortement incommodé, ainsi que deux de ses collègues, pour avoir embaumé deux généraux avec cette substance ; il attribue ce dérangement de santé à l'arsenic absorbé pendant la préparation.

J'ai fait remarquer aux commissaires que la table sur laquelle était le cadavre, que les croisées de la chambre, que le cadavre lui-même étaient couverts de mouches mortes ; on en voyait une masse considérable sur l'ouverture pratiquée au sternum. Je crois pouvoir attribuer cet effet à un dégagement d'hydrogène arseniqué ; ce dégagement est au moins probable, et on conçoit l'action de ce gaz sur l'économie animale.

Enfin, quand on songe qu'il y a toujours plus de quatre-vingts cadavres en dissection à l'École pratique, et que, conséquemment, il y aurait 160 livres d'arsenic à la disposition

(1) L'arsenic est si peu soluble, même à chaud, dans l'eau et surtout dans l'alcool, que j'ai dû introduire le liquide saturé, tenant en suspension plus de la moitié de la poudre qui ne pouvait être dissoute.

des élèves ; on comprendra que ce procédé , fût-il trouvé bon , ne serait certainement pas applicable.

Pour la conservation des pièces d'anatomie pathologique, surtout celles qui n'ont pas été injectées, on doit les baigner dans une solution d'acétate d'alumine ou de chlorure d'aluminium à six degré.

J'ai toujours considéré la momification des cadavres, c'est-à-dire la conservation indéfinie, comme une chose peu désirable et fort peu utile ; toutefois, la vanité du riche ou l'affection pieuse peuvent aujourd'hui se satisfaire à bon marché, et ajouter aux marbres sculptés de toutes les façons la conservation des corps, qui sont un objet rempli de vénération.

Une injection de sept à neuf litres d'acétate d'alumine mélangé à cinquante 'grammes *d'acide arsénique*, suffit pour cet objet, quand le cadavre est placé dans une caisse de plomb, sur de la poussière de bois ou du son bien sec.

Ce mémoire ne forme que la seconde partie de mes travaux sur la conservation des matières animales. La première partie comprend la conservation des viandes alimentaires ; la deuxième, s'occupe de la conservation des cadavres ; dans la troisième, je traiterai des pièces d'anatomie pathologique, et , dans la quatrième , des objets d'histoire naturelle.

Nota. J'ai l'honneur de prier MM. les anatomistes et les zoologistes de m'adresser les observations, pour ou contre, qu'ils seront à même de faire dans l'application de ces procédés. Ils doivent comprendre que bien des phénomènes particuliers m'ont échappé ; d'ailleurs l'influence des divers climats et leur température doivent nécessiter des modifications que le temps seul peut faire connaître.

Adresser à M. Gannal, *rue des Grands-Augustins*, 23, à *Paris*.

INSTITUT DE FRANCE.

—

ACADÉMIE DES SCIENCES.

Séance publique du lundi, 28 décembre 1835.

PRIX RELATIF AUX MOYENS DE RENDRE UN ART OU UN MÉTIER
MOINS INSALUBRE.

———

SUR LA CONSERVATION DES CADAVRES,

PAR M. GANNAL.

Votre Commission a suivi avec intérêt les expériences de
M. Gannal; elle s'est éclairée des lumières de ceux de nos
confrères que leurs études obligent à pratiquer des dissections journalières, et elle se croit fondée à déclarer à l'Académie que les moyens indiqués en premier lieu par M. Gannal, et que mieux encore, les simples injections d'acétate
d'alumine à dix degrés aréométriques, qu'il a pratiquées
plus tard, suffisent pour conserver les cadavres pendant
plusieurs mois, même en été. Elle s'est assurée qu'il n'en
résulte aucun inconvénient pour la dissection.

Votre Commission a cru devoir attendre que ce procédé
fût régulièrement pratiqué dans quelque amphithéâtre un
peu vaste avant de se prononcer d'une manière définitive.
Elle sait combien les choses les plus simples sont difficiles
à introduire dans le travail courant, parce qu'à l'emploi il
surgit en foule des obstacles imprévus.

Elle demeure convaincue toutefois que ce procédé peut
rendre, dès à présent, de véritables services dans tous les pays
où la dissection rencontre des difficultés, soit par la rareté
des cadavres, soit par les préjugés de la population.

2

Prenant cette circonstance en considération, faisant d'ailleurs la part des obstacles que M. Gannal a rencontrés, des
dégoûts qu'il a dû surmonter, pour exécuter les expériences
qu'il a faites, votre Commission a l'honneur de vous proposer
de lui accorder, en attendant, un encouragement de 3,000
francs.

RAPPORT

D'UNE

COMMISSSION FORMÉE DANS LE SEIN

DE

L'ACADÉMIE DE MÉDECINE,

ET COMPOSÉE DE

MM. SANSON,
ROUX,
DIZE,
GUENEAU DE MUSSY,
BRESCHET, rapporteur.

POUR EXAMINER UN PROCÉDÉ DE CONSERVATION DES CADAVRES,

DÉCOUVERT ET PROPOSÉ PAR

M. J.-N. GANNAL, CHIMISTE.

Messieurs,

Si l'Anatomie est la base de toutes les bonnes études médicales, si presque tous les hommes qui ont le plus contribué aux progrès de la médecine et de la chirurgie ont été des Anatomistes habiles, c'est rendre un grand service à ces mêmes sciences et à l'humanité, que de découvrir un moyen qui facilite l'étude de l'Anatomie et obvie à son insalubrité.

Eh bien ! Messieurs , c'est une découverte de ce genre que M. Gannal prétend avoir faite.

Par une lettre, en date du 10 mars 1835, adressée à l'Académie de médecine , par M. le ministre du commerce , cette Compagnie savante est chargée de faire connaître à l'autorité supérieure son opinion sur le mérite réel du procédé de M. Gannal, pour la conservation des cadavres.

En conséquence, l'Académie a formé dans son sein une Commission composée de MM. Sanson, Roux, Dizé, Gueneau de Mussy et Breschet ; c'est au nom de cette Commission que je viens aujourd'hui vous faire connaître les résultats de nos travaux.

Déjà deux commissions formées dans l'Académie des sciences s'occupent de l'examen de cette même découverte de M. Gannal : l'une, considérant le procédé comme utile à l'étude des sciences qui s'occupent de la composition des êtres organisés; l'autre le considérant comme moyen de rendre moins insalubre un art ou une profession; un prix ayant été fondé dans ce but par M. de Monthyon , dont le nom restera éternellement cher aux sciences et à la philantropie.

Les raisons qui ont empêché les anciens de porter très loin la connaissance de la structure de l'homme et des animaux n'étaient pas seulement l'idée d'une souillure attachée à la vue et à la dissection des cadavres, ou la difficulté de se procurer des moyens de dissection; mais encore l'impossibilité presque absolue de conserver les cadavres, en totalité ou en partie, a dû retarder les progrès de l'anatomie. Aristote, à qui Philippe de Macédoine avait donné toutes les facilités de disséquer des animaux, et qui devait avoir fait des collections, ne dit pas, dans les ouvrages qui sont restés de lui , comment il conservait les animaux qu'il n'examinait pas de suite, et Galien, dans ses administrations anatomiques , dit peu de mots sur ses moyens de conserver dans les liqueurs.

Cuvier , en faisant l'histoire des progrès des sciences naturelles, nous apprend qu'une des circonstances qui ont le plus contribué à l'avancement de ces sciences a été la découverte de l'alcool.

On est toutefois étonné de la nouveauté de nos moyens de conservation des animaux, pour les collections anatomiques et zoologiques, lorsqu'on se rappelle que du temps de Réaumur on ne connaissait pas encore l'art de conserver le corps des animaux avec leurs formes et leurs couleurs naturelles. Ainsi, dans le cabinet de ce célèbre naturaliste, on voyait les oiseaux écorchés et retenus par le bec avec unfil.

Les procédés taxidermiques ont presque tous pris naissance parmi nous, pour la formation des collections zoologiques ; mais nous manquons encore de moyens peu dispendieux, d'un transport facile et sous un petit volume, pour conserver les animaux destinés à servir aux recherches d'anatomie comparée, ou à l'étude de l'anatomie de l'homme.

Péron, dans la relation de son voyage aux terres australes, au commencement de ce siècle, déplore l'embarras des zoologistes dans les voyages de long cours, pour conserver les animaux sans altérer aucun de leurs caractères zoologiques, et de manière à ce qu'ils puissent ultérieurement servir à des recherches anatomiques. Il dit qu'on rendrait un grand service à l'histoire naturelle et à la zoologie, si l'on pouvait résoudre le problème suivant :

« Un animal d'une espèce quelconque étant donné, le
« conserver le plus sûrement, le plus parfaitement, avec
« la plus petite quantité d'un liquide alcoolique le moins
« fort possible. »

L'alcool est d'un prix très-élevé dans nos villes, où l'on paie un droit d'octroi considérable, et encore ne peut-il convenir qu'à la conservation des corps d'un petit volume.

Dans les voyages, cette liqueur est d'un transport difficile, d'une évaporation rapide, surtout dans les regions équatoriales, et souvent alors elle fait éclater les vases qui la contiennent ; elle altère, dissout les résines ou le mastic résineux, dont on se sert pour fermer les bocaux ou les autres vases qui contiennent les animaux.

Si l'on unit l'alcool à un acide, les os sont altérés, ramollis; les couleurs sont détruites; les scalpels et les autres instrumens de dissection sont promptement oxidés, lorsqu'on veut disséquer les animaux conservés dans ces liqueurs.

Les mêmes inconvéniens existent, si l'alcool tient en dissolution de l'arsenic, du sublimé corrosif et plusieurs autres sels métalliques.

L'essence de térébenthine ne peut servir que pour de petites pièces; elle est peu transportable; elle altère plusieurs tissus, devient épaisse et trouble.

Les huiles ne peuvent convenir que pour la conservation de quelques poissons; leur acquisition est dispendieuse, et il est difficile de s'en procurer partout.

Les sirops qu'on a proposés pour la conservation de quelques parties animales, comme le cerveau, la moelle épinière, etc., sont d'un prix trop élevé pour s'en servir en grand; d'ailleurs, ils ne pénètrent pas profondément les tissus, ne préservent que les surfaces extérieures, y déposent des cristaux ou une matière visqueuse qui altère les couleurs; enfin, ils entrent facilement en fermentation, surtout dans les pays chauds.

La créosote, conseillée dans ces derniers temps pour la conservation des nerfs et de l'encéphale est d'un prix trop élevé; mais, comme nous n'en avons pas fait usage, nous ne pouvons signaler son mode d'action sur les tissus.

Le sel marin, employé seul et en solution, a un mode d'action depuis long-temps connu, et son insuffisance ne peut être contestée; nous ne parlons pas cependant des salaisons, parce que cette méthode ne peut convenir pour conserver des cadavres destinés aux dissections, ou pour préserver des animaux de la putréfaction, afin de pouvoir les disséquer plus tard, ou les placer dans des collections zoologiques.

Dans un journal anglais sur la médecine, on trouve, pour

l'année 1818, qu'on propose de remplacer l'alcool pour la conservation des pièces d'anatomie et d'histoire naturelle par le *sel solide*, qui n'est, comme on sait, que du muriate de soude plus pur que celui du commerce. Cette proposition est inadmissible.

Les chlorures d'oxides de calcium, de sodium, de potassium, ont été recommandés pour la conservation de quelques pièces d'anatomie pathologique ; mais ils ne peuvent convenir pour préserver de la putréfaction des pièces un peu épaisses, et surtout des animaux entiers.

Le vin, auquel ou a ajouté de la dissolution nitreuse de mercure, a été employé par quelques navigateurs, pour conserver de petites collections zoologiques; son usage ne pourrait convenir en grand.

Les acides, plus ou moins affaiblis, attaquent les tissus et altèrent les instrumens de dissection.

Les solutions aqueuses ou alcooliques des sels de mercure, la solution arsenicale, etc, sont dangereuses, par leurs émanations, pour l'anatomiste qui toucherait constamment des pièces imprégnées de ces sels métalliques; et de plus, elles durcissent les tissus, les ressèrent, détruisent leur couleur et altèrent les instrumens d'anatomie.

Nous dirons de l'acide pyro-ligneux et de l'acide acétique ce que nous avons dit des autres acides. Cependant, on a proposé, il y a environ 15 ans, l'acide pyro-ligneux, comme l'agent par excellence pour conserver les animaux et les pièces d'anatomie.

Tous les acides, et le vinaigre lui-même, attaquent la couleur des tissus organiques, les corrodent, s'emparent des sels terreux, des os, les rendent flexibles, transparens, et couvrent les parties molles d'une couche de matière gluante qui cache les fibres et la structure des parties.

On sait que l'alun, que le nitre sont employés séparément en solution aqueuse pour conserver les pièces d'anatomie, pendant le temps de leur confection. On sait que les anatomistes emploient le nitre, ou simplement le salpêtre du

sommerce, non seulement pour conserver les tissus char-
nus, mais encore pour donner une vive coule ur rouge la
chair.

Voilà, Messieurs, d'une manière rapide, l'exposé des
moyens les plus communs, proposés ou employés pour la
conservation des animaux entiers, ou pour celle des pièces
d'anatomie normale ou pathologique.

Pour répondre à l'Académie sur le mérite de la découverte
de M. Gannal, nous dirons que son procédé consiste dans
une solution dans l'eau, de trois sels que déjà on employait
séparément dans les laboratoires d'anatomie, *le nitre, le sel
commun et l'alun*.

Nous avons fait faire sous nos yeux des expériences par
M. Gannal. Dans le courant du mois de mars dernier, deux
cadavres furent placés dans une cuve à bain de deux mètres
de longueur sur quatre décimètres de largeur et cinq décimètres de hauteur. On versa sur ces sujets une liqueur composée de sulfate acide, d'alumine et de potasse, de chlorure
de sodium, de chaque deux parties, et une partie de nitrate
de potasse.

L'eau qui tenait ces sels en solution était en quantité suffisante pour que le liquide marquât 15 degrés à l'aréomètre
(pèse-sels), c'est-à-dire, et selon l'indiquation de M. Gannal,
que le liquide devait marquer 7 à 8 degrés pendant l'hiver,
et 12 à 15 degrés pendant l'été.

La cuve était placée dans l'un des pavillons de l'Ecole-
pratique; et, dans cette salle, il y avait un grand nombre de
tables couvertes de cadavres qui servaient à l'étude pratique de l'anatomie. Au bout de deux mois, ces cadavres furent retirés de la baignoire où ils étaient plongés, et on les
disséqua. Ils n'avaient pas changé d'aspect extérieur, et l'on
reconnut que les tissus et les organes intérieurs étaient
bien conservés, et pouvaient servir aux démonstrations anatomiques.

D'autres sujets avaient été examinés par la Commission de
l'Académie des sciences; ils avaient été mis dans cette même

liquéur depuis le 2 décembre 1834, et servaient encore à la fin d'avril 1835.

Nous avons cru devoir demander à M. Gannal quelques autres expériences. Ainsi nous avons désiré qu'on fît des injections avec la liqueur conservatrice, portée dans le système artériel : nous fîmes injecter un autre sujet avec la matière grasse ordinaire, et plus tard nous fîmes injecter, dans les vaisseaux du sujet qui avait reçu la liqueur conservatrice, une matière composée de suif, de galipot, à parties égales, et coloré avec le cinabre (sulfure de mercure).

Cette dernière injection a été heureuse. La première injection du liquide salin a exigé huit litres de ce liquide qu'on a poussé par le ventricule gauche du cœur.

Le sujet, examiné au bout de deux mois, était bien conservé, n'exhalait aucune odeur fétide, et pouvait servir aux dissections ordinaires des élèves.

La Commission avait désiré savoir si la putréfaction s'emparerait rapidement d'un cadavre après l'avoir retiré de la cuve, en le laissant, sur une table de l'amphithéâtre, exposé à l'air et à l'influence des émanations putrides provenant des autres cadavres. Un sujet fut donc retiré de la liqueur saline conservatrice, et resta quinze jours exposé à l'air. La putréfaction ne s'en est pas sensiblement emparée durant ce temps. C'était pendant la dernière quinzaine d'avril. On a vu les muscles du cadavre se dessécher et pour ainsi dire se momifier, tandis que les tissus qui n'avaient pas été mis en contact avec le liquide salin, ou qui n'avaient pas été découverts et exposés à l'air, restaient dans un état qui permettait encore une analyse anatomique.

Nous devons dire que les tissus qui sont baignés par le liquide perdent leur couleur naturelle ; mais les organes profondément placés n'éprouvent pas le même changement ; il n'y a pas d'emphysème dans le tissu cellulaire. Cependant nous croyons avoir remarqué qu'il y avait moins de résistance dans les fibres des organes que chez un sujet mort depuis 24 ou 48 heures.

Nous ferons remarquer que, dans aucune circonstance, il n'a été pratiqué sur les membres et le tronc de scarifications longues et profondes pour faire pénétrer le liquide dans l'épaisseur des tissus.

Le crâne lui-même n'était pas ouvert, et aucune couronne de trépan n'avait été appliquée sur la surface pour permettre au liquide de parvenir plus facilement jusqu'aux méninges et jusqu'à l'encéphale lui-même. Cependant, après plus de deux mois d'immersion dans la liqueur, le cerveau, extrait de la cavité cranienne, s'il ne pouvait pas servir à de nouvelles recherches sur sa structure, pouvait être employé aux démonstrations.

Mais pendant combien de temps peut se prolonger cette conservation? à quelle température peut-elle résister? et quelles sont les dépenses qu'elle nécessite? enfin peut-elle être faite en grand? c'est-à-dire, pourrait-on, par ce procédé, conserver un grand nombre de sujets pendant l'été pour les livrer plus tard aux élèves pendant la saison des dissections? et si ces sujets, ainsi conservés, n'exhalent aucune odeur, ne deviennent en aucune façon une cause d'insalubrité ou de danger pour les élèves, pour les anatomistes eux-mêmes, et pour les personnes qui habitent les maisons voisines des amphithéâtres d'anatomie, ne pourrait-on pas prolonger indéfiniment la durée des dissections, au lieu de ne les permettre que pendant les rigueurs de l'hiver?

Enfin cette liqueur saline de M. Gannal a-t-elle des propriétés conservatrices assez prononcées pour être employée dans les voyages de longs cours et les climats les plus chauds, pour rapporter en Europe des animaux nombreux et de grande stature, pour servir à l'étude de l'anatomie comparée?

Le peu de volume offert par les substances salines, et l'eau de mer qui pourrait servir à opérer la solution des sels au fur et à mesure qu'on aurait besoin de la liqueur, seraient des circonstances très favorables à l'emploi de ce procédé.

Pour répondre à toutes ces questions, il aurait fallu varier, multiplier les expériences, les prolonger pendant un temps beaucoup plus long , et sur un très grand nombre de sujets.

Ces expériences, dirigées dans cet esprit, exigeraient des dépenses que nous n'avons pas cru devoir imposer à l'auteur du procédé de conservation des cadavres , qui déjà a fait des frais multipliés, pour le remboursement desquels nous croyons devoir proposer à l'Académie de demander un indemnité, sans porter préjudice à la récompense à laquelle pourra avoir droit M. Gannal, lorsque les expériences auront reçu l'extension que nous aurions désiré pouvoir leur donner.

Quoi qu'il en soit, nous croyons, dans ce rapport provisoire, devoir appeler l'intérêt de l'Académie et de l'autorité supérieure sur le procédé de conservation découvert par M. Gannal, et nous manifestons le désir qu'il lui soit accordé une somme pour l'indemniser des frais déjà faits et pour lui faciliter les moyens de continuer en grand ses expériences.

Nous ajouterons que ce procédé de conservation peut être appliqué très avantageusement à divers cas de médecine légale.

Paris, le 16 juin 1835.

Ont signé :

MM. Gueneau de Mussy, Dizé, Roux, Sanson , Breschet, *rapporteur.*

Certifié conforme :

Le Secrétaire perpétuel de l'Académie de Médecine,

Signé Pariset,

Paris, le 20 septembre 1835.

Lettre ministérielle adressée à M. GANNAL.

Monsieur,

L'Académie royale de médecine vient de m'adresser un rapport sur les travaux que vous avez entrepris , dans le but d'assurer la conservation des cadavres destinés aux dissections anatomiques. D'après le compte qui m'a été livré des résultats que vous avez déjà obtenus , je me suis assuré que ces travaux méritaient d'être encouragés par le gouvernement. Toutefois, les essais que vous avez faits n'ont pu être encore assez nombreux et assez prolongés pour qu'il y ait lieu de porter, dès à présent, un jugement définitif sur l'utilité de vos découvertes. Il importe donc de varier, de multiplier les expériences, de les répéter sur un grand nombre de sujets, et de les faire durer assez long-temps pour constater plus sûrement la valeur de leurs effets. Il est à désirer, surtout, qu'elles soient poursuivies avec activité endant les derniers jours d'été de cette année, afin qu'on puisse affirmer convenablement l'influence de la chaleur atmosphérique sur les sujets que vous aurez soumis à vos procédés de conservation.

C'est dans le double but de répondre au vœu qui m'a été exprimé par l'Académie, et de vous témoigner tout l'intérêt que j'attache à vos utiles travaux, que je viens de décider, par arrêté en date de ce jour, qu'une somme de quatorze cents francs serait mise à la disposition de M. le président de l'Académie royale de médecine, pour vous être donnée par lui, au nom du gouvernement, à l'effet de vous indemniser des frais que vous avez faits, et de vous procurer, en même temps, la facilité de continuer vos expériences.

Vous devez suiv l'effet de cette décision auprès de M. le

trésorier de l'Académie. Je vous engage, monsieur, à ne pas vous départir du zèle dont vous avez déjà donné plusieurs preuves honorables, et vous pouvez être certain que la protection du gouvernement ne manquera point à vos efforts.

Agréez, monsieur, l'assurance de ma considération distinguée.

, Le Ministre secrétaire d'Etat de l'instruction publique,

Signé, GUIZOT.

RAPPORT DÉFINITIF

DE LA COMMISSION FORMÉE DANS LE SEIN

DE

L'ACADÉMIE DE MÉDECINE,

POUR EXAMINER LE PROCÉDÉ

DE

CONSERVATION DES CADAVRES,

PRÉSENTÉ

par J.-N. Gannal.

Messieurs,

L'Académie avait formé une commission composée de MM. Sanson, Guéneau de Mussy, Breschet, Roux et Dizé, pour lui faire connaître les résultats d'un procédé présenté par M. Gannal, ayant pour but la conservation des cadavres destinés à la dissection.

Notre honorable collègue, M. Breschet, présenta dans un rapport provisoire, les expériences qui furent faites, et les succès obtenus par M. Gannal.

Mais la commission, ayant exprimé le désir de donner plus de suite à des essais, qui, d'après les résultats importans déjà obtenus, méritaient de fixer l'attention de l'Académie, elle lui proposa de multiplier, de varier les expériences, de les prolonger plus long-temps sur un plus grand nombre de sujets.

Mais les essais dirigés dans cet esprit exigeaient des dépenses: la commission n'avait pas cru devoir les imposer à l'auteur du procédé, qui déjà avait fait des frais multipliés ; en conséquence, elle proposa à l'Académie de demander au gouvernement une indemnité pour les dépenses déjà faites, et pour continuer les expériences, sans porter préjudice à la récompense à laquelle M. Gannal pourrait avoir droit.

L'Académie seconda les vœux de la commission : elle fit obtenir du ministre de l'instruction publique la somme nécessaire pour couvrir tous les frais faits et ceux à faire pour continuer les expériences.

M. Gannal a fait une série d'expériences préliminaires, qui lui ont servi comme autant de jalons pour arriver à la conservation des substances animales; ces travaux l'ont ensuite dirigé à la recherche d'un antiseptique assez puissant, qui réunît à sa propriété conservatrice des cadavres, celle de ne pas en altérer les tissus organiques, de ne pas trop affaiblir leur couleur naturelle, si importante à la démonstration anatomique.

Nous citerons les expériences les plus importantes, afin que vous puissiez apprécier le procédé qui est proposé.

Premièrement, les acides en général modifient la consistance des matières animales : ils les désorganisent en raison de leur degré de concentration; quelques acides faibles, l'acide nitrique à 5 degrés, par exemple, peut servir quand on veut étudier le système nerveux ; alors les os perdent leur substance saline et sont réduits à leur trame organique, les muscles sont décolorés, flasques, ainsi que les viscères, les nerfs seuls restent d'un blanc mat nacré fort remarquable.

L'acide arsénieux conserve bien les cadavres ; mais c'est de l'arsénic ! et il en faut un kilogramme pour un sujet ! Cependant les journaux de médecine ayant parlé d'un procédé découvert par le docteur Trauchina de Naples, la Commission jugea convenable d'inviter M. Gannal à répéter cette expérience ; un sujet fut injecté avec un kilogramme d'acide arsénieux et dix litres d'eau ; ce sujet, examiné par votre Commission, présentait tous les caractères d'une bonne conservation ; mais, d'une part, ce procédé était connu depuis long-temps, et sous un autre rapport, il présente tant de dangers à l'emploi, que dans le cas où il fût jugé bon, votre Commission se verrait forcée d'en proscrire l'usage : en effet lorsqu'il y aurait vingt cadavres en dissection, vingt kilogrammes de cette substance vénéneuse seraient à la disposition du public.

L'acide acétique concentré conserve les viandes, mais en les desséchant ; ce même acide affaibli, retarde la putréfaction, ramollit les os, ainsi que les muscles qui sont décolorés par son action.

Les sels alcalins ne conservent les viandes que lorsqu'ils sont employés à sec ou en dissolution très concentrée : il faut dans ce cas que les sels conservent de l'affinité pour l'eau de composition, en sorte qu'on peut dire que les sels conservent les viandes parce qu'ils les dessèchent ; aussi, d'après ces principes, les sels plus solubles à chaud qu'à froid, peuvent, injectés à chaud, en dissolution concentrée, être considérés comme moyen de conservation ; le nitrate de potasse est surtout dans ce cas.

On a signalé la créosote, substance végétale nouvellement découverte, comme pouvant servir à la conservation des chairs, ce qui était à vérifier : un cadavre, que nous avons fait injecter le 18 octobre, avec cent grammes de créosote et sept litres d'eau, était décomposé le 30 du même mois. Mais, pour répondre à l'objection qui fut faite, qu'il eût fallu le plonger dans un bain saturé de créosote, ce bain aurait des lors coûté 200 francs ; d'ailleurs, on aurait eu à combattre encore l'odeur de la créosote, qui pouvait devenir un obstacle dans les travaux anatomiques.

Une dissolution d'alun à huit degrés a mieux réussi; mais la chair s'est racornie, elle est devenue blafarde et très cassante.

Le mélange d'alun (sulfate acide d'alumine et de potasse), deux parties, autant de chlorure de sodium et une partie de nitrate de potasse dissous dans l'eau, employés comme bain ont donné les premiers bons résultats.

Le phosphate acide de chaux est la première substance, qui ait été employée en injection pour les cadavres; ce sel ne s'oppose pas au mouvement de la putréfaction.

Des reins injectés avec ce sel, et plongés dans un lait de chaux, se sont durcis à la surface et putréfiés à l'intérieur.

D'après cette première partie des expériences de. M. Gannal, il résulte que les sels alumineux sont les seuls qui conservent bien les matières animales, et qui offrent un usage avantageux.

L'alun, employé seul, conserve bien, mais pour peu de temps; ce sel peu scluble à froid (quinze degrés) ne suffit pas comme injection pour la conservation d'un cadavre; il est indispensable de plonger le sujet dans un bain contenant le même sel.

Le mélange d'alun, de sel et nitre, qui a été indiqué dans le rapport provisoire, n'a pas le même inconvénient; un sujet injecté avec ce liquide, à dix ou douze degrés de densité, peut se conserver pendant plus d'un mois ; mais il est indispensable de le plonger, au moins de temps à autre, quand on veut prolonger sa conservation, c'est-à-dire pendant l'hiver entier; mais à une température au-dessus de quinze degrés, il est nécessaire d'injecter le liquide à la densité de vingt-cinq à trente degrés, et pour l'obtenir on est forcé de chauffer jusqu'à quarante degrés au moins.

Plusieurs cadavres injectés avec le liquide à dix degrés, le 2 décembre 1834, ont été bien conservés jusqu'a la fin d'avril; d'autres sujets injectés le 7 août, mais avec le liquide à vingt-cinq degrés de densité et dix degrés thermométriques, étaient encore, le 10 décembre, en bon état, tandis que ceux qui furent injectés avec un liquide d'une densité inférieure, n'ont pu résister à une température de vingt à vingt-cinq degrés, quoiqu'ils fussent plongés dans un bain marquant quinze degrés.

Le bain de liquide salé a, indépendamment de l'inconvénient de la dépense des sels nécessaires et de l'embarras des cuves qui exigent un grand emplacement, le défaut de mégir la peau, et par conséquent de la durcir considérablement.

C'est pour ces motifs que de nouvelles tentatives ont été faites, qui ont conduit aux résultats suivans : à démontrer que tous les sels à bases alumineuse, soluble, sont décomposés ; que ceux qui sont très solubles offrent tous les avantages de l'alun employé en solution très concentrée, et n'en ont pas les inconvéniens.

Par exemple, une solution d'acétate d'alumine à 20 degrés, injectée le 16 août 1835, a parfaitement bien conservé jusqu'à ce jour un sujet abandonné sur une table sans aucune autre préparation ; seulement, au bout d'un mois, on remarqua qu'il commençait à se dessécher. Alors on en couvrit une partie d'une couche de vernis, ce qui l'a préservée de l'évaporation. Aujourd'hui, 25 janvier 1836, la partie vernissée se dissèque encore facilement et comme un sujet frais, tandis que l'autre partie offre de la résistance à la dissection.

Dans les premiers jours de septembre, un autre sujet fut injecté avec l'acétate d'alumine à 15 degrés ; quoique ce fut le cadavre d'une femme morte des suites de couches, il se conserva très bien.

Le 12 septembre, un sujet fut injecté avec le chlorure d'aluminium à 20 degrés. Cette injection ne réussit pas bien, et on ne put en introduire que trois litres. Cependant, le cadavre se conserva parfaitement. Cet insuccès dans l'introduction du liquide conduisit à l'observation suivante que le chlorure d'aluminium à 20 degrés agit si puissamment sur les tubes artériels, qu'il les oblitère tellement, que le liquide ne passe plus; mais pour remédier à cet inconvénient, il suffit d'injecter un premier litre de liquide à 10 degrés, et le reste à 20. Le chlorure d'aluminium a tous les avantages de l'acétate d'alumine, et a, de plus, celui de conserver la couleur des muscles d'un rouge plus prononcé.

Un mélange d'acétate d'alumine à 10 degrés et de chlorure de même base à 20 degrés, injecté, est un bon conservateur.

L'emploi de l'un de ces deux sels, ou le mélange que nous venons d'indiquer, offre l'avantage de conserver les cadavres sans qu'il soit nécessaire de leur faire subir d'autres préparations.

La densité des solutions d'acétate et de chlorure d'aluminium doit être graduée suivant l'état atmosphérique. Quand on veut prolonger indéfiniment la conservation du sujet, il est essentiel de l'employer à 20 degrés; il est également nécessaire, dans ce cas, de recouvrir le sujet d'une couche de vernis, dont la seule propriété est de s'opposer à une dessication trop prompte qui deviendrait nuisible à la dissection.

Les premières injections furent faites par l'aorte. Plus tard, pour éviter les déchiremens des parties pectorales, on les fit par l'artère carotide, ce qui réussit toujours très bien quand on pousse le liquide de haut en bas.

Après l'injection saline, on peut, au bout de 48 heures, injecter de la graisse colorée; on peut même injecter après deux mois avec le même succès.

De la série des expériences que nous venons d'exposer, il résulte :

1° Qu'une solution d'alun, de sel et de nitrate de potasse, injectée à 10 degrés, suffit pour conserver les cadavres à une température au-dessous de 10 degrés thermométriques. Que pour une température plus élevée, il faut porter la densité à 25 ou 30 degrés, et immerger les sujets dans un liquide à 10 ou 12 degrés.

2° Qu'il est préférable d'employer l'acétate d'alumine, parce qu'il conserve mieux ; que le derme n'éprouve pas d'altération, et que les centres des organes restent *comme nature*, sauf la couleur des muscles qui devient blanchâtre.

3°. Que le chlorure d'aluminium offre les mêmes avantages.

4°. Que pour la conservation des parties de cadavres qui n'ont pas été injectées, il est nécessaire de les immerger dans un mélange d'eau et d'acétate ou de chlorure marquant 5 à 6 degrés.

Mais cette partie du travail est renvoyée aux expériences qui vont être entreprises sur la conservation des pièces d'anatomie pathologique.

Messieurs, telle est la suite des expériences faites par M. Gannal, depuis le premier rapport provisoire qui vous fut présenté.

La Commission a suivi avec attention les nouvelles expériences ; les résultats obtenus lui ont démontré qu'on peut, au moyen des procédés indiqués par M. Gannal, conserver les cadavres destinés à la dissection, et prolonger leur conservation bien au-delà du terme que pourrait exiger le travail le plus minutieux.

Comme nous l'avons indiqué, les sels solubles à base d'alumine offrent ce moyen conservateur sans aucun danger dans leur emploi ; on peut aussi se les procurer à bas prix.

Leur propriété antiseptique est fondée sur leur action chimique qui modifie les substances animales, soit en leur enlevant l'eau de composition qui en détermine la putréfaction, soit en s'opposant à son action immédiate.

C'est donc une justice à rendre à M. Gannal, que de considérer son travail comme un service important rendu à la science, à l'humanité, et qui pourra être d'une grande utilité pour les explorations anatomiques de la médecine légale.

En conséquence, votre Commission a l'honneur de vous proposer l'envoi du présent rapport : 1° au Ministre de l'Instruction publique , comme objet de perfectionnement pour les travaux anatomiques, et pour réclamer la continuation de ses bonnes dispositions à donner de la suite aux expériences de conservation des pièces d'anatomie pathologique.

2°. Au Ministre du Commerce et des Travaux publics, comme objet de salubrité publique.

Sur la demande d'un membre de l'Académie,

Le renvoi du présent rapport à la Commission de publication est décidé à l'unanimité.

Ont signé : MM. Guéneau de Mussy,
Sanson,
Breschet,
Roux
Dizé, *rapporteur.*

Certifié conforme :

Le sécrétaire perpétuel de l'Académie de Médecine,

Signé, Pariset.

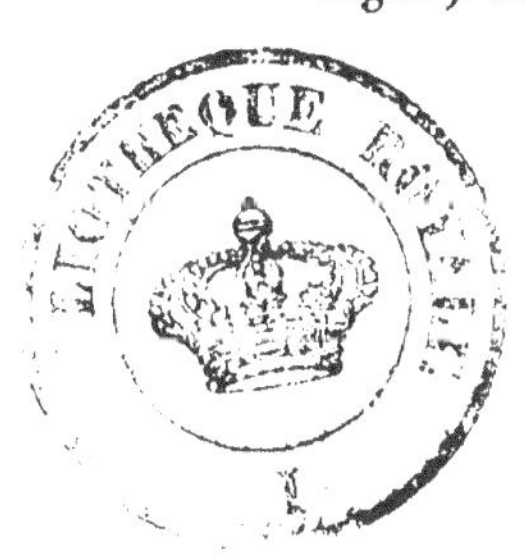

Imp. de P. BAUDOUIN, rue Mignon, 2.